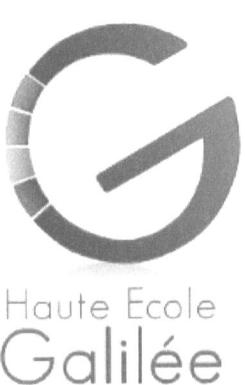

Haute Ecole
Galilée

# PUDEUR ET SOINS AU CORPS

KOROMONI ANDRE

Travail de fin d'études présenté en vue de
l'obtention du titre de bachelier en soins
infirmiers

Année academique 2010/ 2011

## Remerciements.

Je tiens à remercier  toutes les personnes
qui m' ont aidé et soutenu au cours de mes
3 années d' études.
Et je remercie tout particulièrement ma promotrice
Mme Tichon pour sa présence et son écoute lors
de l'élaboration de ce travail.
Merci aux personnes qui m'ont soutenu pour la
rédaction de mon travail de fin d'études.

PLAN:

## 1 **INTRODUCTION :**

Cela fait trois ans que j'ai commencé mes études en soins infirmiers.

Lors des stages et de jobs étudiants que j'ai réalisés en institutions de soins ou en maison de repos et de soins, j'ai souvent été confronté à la notion de « pudeur » que ce soit dans le chef du patient, de la situation de soins ou de ma propre approche de cette notion.
J'ai choisi d'aborder la pudeur comme sujet pour mon travail de fin d'études.
De plus il est probable de rencontrer de manière régulière ce phénomène lors de ma future carrière professionnelle.

Voici un exemple vécu personnellement.
Lors d'un job étudiant, dans une maison de repos et de soins, nous étions quatre soignants dans une chambre à quatre lits, à faire chacun une toilette complète au lit. Mais, dans cette chambre, il n'y avait pas de paravent et les soignants ne couvraient pas les patients, ce qui faisait que chaque personne dans cette chambre pouvait voir chacun des patients, nu, lors de ses soins d'hygiène. De plus, quand l'infirmière est entrée pour donner les médicaments, elle l'a fait sans frapper et en laissant la porte ouverte. Une des patientes criait et frappait la soignante qui s'occupait d'elle. Elle tenait fermement sa couverture pour qu'on ne la découvre pas d'un coup sec et qu'on ne la laisse pas à nu. Ce qui m'a interpellé dans cette situation, c'est le fait qu'aucun soignant ne semblait choqué par cette situation, ni même se soucier de la pudeur et du bien être des patients présents.

En institution de soins nous sommes parfois témoins de situations embarrassantes: en entrant dans la chambre sans frapper à la porte, en ne mettant pas le paravent lors des soins d'hygiène, en laissant la porte des toilettes ouverte alors que le patient y est encore ou par la venue de plusieurs étudiants lors de certains soins,...

Suite à cela je me pose quelques questions :
- Qu'est-ce qui pousse le soignant à négliger, à ne pas respecter la pudeur des patients ?
- Est – ce le résultat d'une formation inadaptée ? ...

Je me pose alors comme question de départ : Que soulève la problématique d'un non respect de la pudeur du patient, de la part du soignant, lors des soins au corps ?

Une autre situation a été observée, d'après le témoignage d'un étudiant infirmier de vingt ans en deuxième année.

Lors d'un stage en chirurgie, il devait aller faire une aide à la toilette à une jeune fille de 25 ans, qui venait de se faire opérer du dos, à cause d'une hernie discale.

L'étudiant est entré, en étant mal à l'aise, dans la chambre et a expliqué à la jeune femme qu'il venait l'aider à faire sa toilette, mais elle lui a répondu, d'un air gêné, qu'elle préférait que ce soit une femme qui vienne l'aider.

Je me suis alors posé comme questions :

- Est – ce que la gêne du soignant influence la pudeur du patient ?
- Quelles sont les différentes réactions possibles du patient face à un non respect de sa pudeur ?

La notion de pudeur est une notion très vaste, qui peut toucher toutes les générations, toutes les origines, toutes les cultures et tous les niveaux sociaux.

J'espère que ce travail m'aidera dans ma future carrière professionnelle à avoir un regard plus précis sur la notion de pudeur chez les patients adultes, en institutions de soins, lors des soins au corps.

## 2 **METHODOLOGIE :**

Ma question de départ étant très vaste, j'ai choisi de délimiter mon travail et donc de ne parler que de la pudeur lors des soins au corps, et plus spécifiquement lors de la toilette, car c'est selon moi le soin au corps que l'on rencontre le plus souvent en institution de soins, mais également un de ceux qui touche le plus à l'intime au quotidien.

J'ai aussi choisi de parler que des patients adultes, donc je ne tiens pas compte de la pudeur des enfants.

Ma question de départ est : Que soulève la problématique d'un non respect de la pudeur du patient, de la part du soignant, lors des soins au corps ?

Il s'agit donc de se poser des questions sur les causes de ce non respect de la pudeur : Qu'est-ce qui pousse le soignant à négliger, à ne pas respecter la pudeur des patients ? Est – ce le résultat d'une formation inadaptée ? ...

Mais aussi sur les conséquences sur le patient : Est – ce que la gêne du soignant influence la pudeur du patient ? Quelles sont les différentes réactions possibles du patient face à un non respect de sa pudeur ?

J'ai commencé par faire un cadre théorique où je définis ce qu'est la pudeur et quels sont ses différentes dimensions.

Puis je parle de l'intime car l'intime et la pudeur sont liés.

Ensuite j'ai parlé de la relation soignant/ soigné et du rapport qu'il y a entre les deux pendant les soins au corps.

Enfin dans la partie pratique, j'ai choisi d'intégrer dans mon travail, le jugement diagnostique de la démarche en soins infirmiers, afin de faire un lien entre la théorie et la pratique, et de voir qu'elles étaient les conséquences de la pudeur sur cette partie de la démarche en soins infirmiers.

## 3  **CADRE CONCEPTUEL :**

Afin de mieux comprendre le sujet traité, il m'a semblé important de mettre en évidence des moyens qui peuvent nous aider à comprendre le concept de la pudeur.
C'est pour cela que j' ai élaboré un cadre théorique, en commençant à définir la pudeur, et ensuite en essayant de voir qu'elles étaient ses différents aspect, ses différentes dimensions et ses différentes manifestations.

### 3.1      La pudeur :

#### 3.1.1    Définitions :

La définition de la pudeur est en lien avec la honte et la nudité.
Le Robert définit la pudeur comme: *"Sentiment de honte, de gêne qu'une personne éprouve à faire, à envisager des choses de nature sexuelle ; disposition permanente à éprouver un tel sentiment. Sentiment de gêne à se montrer nu".*[1]

Dans la première partie de la définition du Robert, la pudeur pourrait être celle du soignant car c'est le soignant qui agit et qui est actif lors des soins, et il pourrait éprouver un sentiment de honte lorsque qu'il s'immisce dans l'intimité du patient lors des soins. En effet, pendant la toilette intime, le soignant peut être gêné de toucher les parties intimes du patient, car les parties intimes ont une connotation sexuelle.

Et dans la seconde partie de la définition, la pudeur pourrait être celle du patient car c'est lui qui doit se mettre nu devant le soignant.

Mais une autre définition associe la pudeur à la décence et à la sexualité.
Le Larousse décrit la pudeur comme: *"Attitude de réserve, de délicatesse qui empêche de dire ou de faire ce qui peut blesser la décence, spécialement en ce qui concerne les questions sexuelles".*[2]

ici, il y a une notion de retenue, et cette retenue permet de respecter la décence de chacun, de respecter les bonnes mœurs.

La pudeur de chacun dépend donc aussi de sa culture, car les sociétés ne reconnaissent pas les mêmes limites à la décence, à la nudité et à la sexualité.

Nous voyons donc que Le Robert définit la pudeur en terme de sentiment, tandis que le Larousse la définit en terme d'attitude.

Je pourrait donc dire que la pudeur est, d'une part, un sentiment, de honte, de gêne et, d'autre part, une attitude de réserve, de délicatesse, que serait lié à la nudité, au sexuel.

---

1   ROBERT P, dir., Le Robert: dictionnaire pratique de la langue française, ed France Loisirs, Paris, 2002, pg 1374.
2   s.a., Le Larousse de poche: les mots de la langue et les noms propres, ed Larousse, Paris, 2001, pg 635.

Mireille Casimir Duncan nous dit aussi que la pudeur *"serait la gêne devant des choses qu'on ne devrait pas voir ou bien qu'on montrerait contre son gré"*[3].

Les gens ne dévoilent généralement leur corps que dans l'intimité, et à des personnes de confiance. Les soins d'hygiènes sont donc des situations particulières où le patient doit se dénuder et dévoiler son corps devant le soignant, qui est un étranger. Le patient peut être réticent à montrer son corps au soignant et donc avoir une attitude de réserve.
La pudeur serait donc en quelques sorte la honte qu'on pourrait éprouver devant un corps, ou qu'on éprouverait en dévoilant le sien.

Il y a aussi une notion d'intime qui apparaît dans la définition de la pudeur.
« *La pudeur est le sentiment naturel qui protège l'intime de l'autre* »[4].

Dans toutes ces définitions, les deux intervenants, le soignant et le soigné, sont concernés par cette notion de pudeur.

### 3.1.2    Les différentes dimensions de la pudeur :

La pudeur est un concept très large et complexe, d'après la définition elle serait donc en plus d'être une attitude, un sentiment.

En effet la définition de la pudeur par "Le Robert" parle aussi de sentiment et Duncan établit une comparaison semblable *"La gêne et la pudeur peuvent être considérées comme des sentiments"*[5].

Mais alors qu'est ce qu'un sentiment?
Le Robert définit le sentiment comme : *"état affectif complexe, assez stable et durable"*[6].
Je peux donc dire que la pudeur est un état affectif lié au corps, au sexuel.

Tandis que le Larousse nous parle de la pudeur en terme d'attitude, et définit l'attitude comme  « *Façon de se tenir ; posture. Manière d'être à 'égard des autres, comportement* »[7].
Suite à cela, je me pose comme question : quelles sont les différentes dimensions de la pudeur?

Il existe une dimension physique, c'est à dire tout ce qui touche au corps de l'individu, par les gestes ou le langage.
La pudeur peut être dans les gestes, le corps est personnel et certaines personnes n'aiment pas qu'on les touche ou bien qu'on s'approche trop près d'elle, et vivent cela comme une agression, pourtant dans les soins au corps le soignant est obligé de toucher le patient et de se tenir près physiquement de lui.

---

3   CASIMIR DUNCAN M., Formation à la pudeur, in objectif soins, n°123, pg 13.
4   CUDICIO C., (consulté le 10/08/11), La pudeur et l'intimité, en ligne.
     URL: http://www.sexologie-magazine.com/dossierDuMois/Pudeur/4LaPudeurEtLintime.html
5   CASIMIR DUNCAN M., op.cit., pg 15.
6   ROBERT P, dir., op.cit., pg 1545.
7   s.a., op.cit., pg 56

Mais il existe aussi une dimension psychologique de la pudeur, c'est à dire tout ce qui touche à la psychologie de l'individu, à son concept de soi,... .
Le concept de soi est un concept large englobant l'image corporelle, l'idéal du moi, l'estime de soi, l'exercice de son rôle et l'identité personnelle.

D'après la définition de la pudeur je dirais donc que la dimension physique serait l'attitude qu'on a, tandis que la dimension psychologique serait les sentiments qu'on éprouve.

Dans les soins au corps c'est la dimension physique de la pudeur qui apparaît de manière évidente, mais selon moi on ne peut pas dissocier la dimension physique de la dimension psychologique, car le patient n'est pas seulement un corps, mais c'est un tout.
La toilette est un soin du corps qui procure un bien-être physique, mais aussi psychologique au patient, car elle lui permet de soigner son image du corps.
Il me semble donc important de parler du concept de soi.

### 3.1.3 Concept de soi : identité/ estime de soi et image corporelle :

Le concept de soi est un des aspect de la pudeur, la pudeur pourrait donc avoir un lien avec l'image corporelle.
L'image corporelle est "*un jugement que l'on porte sur son propre corps, sur son apparence, sur la manière dont on montre son corps aux yeux des autres.*"[8]

Et la définition du diagnostic infirmiers « image corporelle perturbée » est « *Confusion dans la représentation mentale du moi physique* »[9].

Un patient qui ne se sent pas bien avec son corps aura d'autant plus de difficultés à se montrer nu.

Le patient qui arrive en institution de soins avec son corps en souffrance, perd son identité, ses repères, ses habitudes. En institution de soins, les soins sont standardisés, réveil à 7h, toilette à 8h, déjeuner à 9h,... et le patient doit s'adapter du jour au lendemain au rythme de l'institution.
Ce changement soudain perturbe les habitudes du patient, le déstabilise, le met mal à l'aise, il ne se sentira pas comme chez lui.

Cette perte d'identité risque d'entraîner chez le patient une perturbation de son image corporelle.
Si les soignants ne nomment pas le patient par son nom, mais qu'ils le nomme par sa pathologie « le Monsieur de la chambre 603 avec la stomie », ce patient risque une perturbation de son identité, et le regard qu'ont les soignants sur ce patient risque de créer chez lui une perturbation de leur image corporelle.
Le patient ne se sent plus comme une personne à part entière, mais comme un corps malade. Il va donc essayer de se protéger en développant des mécanismes de défenses, en essayant par exemple de cacher son corps du regard d'autrui.

8  PATHOL08., (consulté le 18/04/11), relation entre pudeur et image corporelle, en ligne.
    URL: http://www.pathol08.com/sexe/article.php?sid=1387
9  CARPENITO L.J., Manuel de diagnostics infirmiers, 9èm éd, Masson, Paris, 2003, pg 82.

Le corps de chacun est différent et chacun a un ressenti différent de son corps. En fonction du regard qu'on va porter sur le corps de l'autre, on va le mettre mal à l'aise ou pas.

La patiente qui, chez elle à la maison, se maquillait tous les jours, quand elle arrive en institution de soins, n'a plus forcément la possibilité de le faire. Cette patiente se sentira mal dans sa peau, son image d'elle-même sera perturbée.

D'après les philosophes[10], l'hospitalisation provoque chez le patient une perturbation de son identité, et cela de plusieurs manières:

– Le patient ne se reconnaît plus, son corps est soumis et il cherche à être reconnu dans le regard de l'autre.

– Le patient perd son identité et tombe dans l'anonymat, il a l'impression d'être un numéro.

– Le patient est isolé, il n'a plus de responsabilité et il se sent inutile. Il devient dépendant de l'autre.

Pour que le patient se sente reconnu, il a besoin qu'on le nomme, qu'on le regarde avec estime, qu'on l'informe et qu'on lui laisse exprimer ses peines et inquiétudes.
Il est donc essentiel pour le soignant de faire ses soins en tenant compte du degré d'autonomie du patient, afin de ne pas le rendre dépendant et qu'il garde une certaine estime de lui même.

Les psychologues[11] parlent du stade du miroir pour introduire la notion du concept de soi.
Le stade du miroir apparaît chez l'enfant (entre 20 et 28 mois), lorsqu'il prend conscience de lui-même comme étant une entité unique.
Le concept de soi se construit à partir des interactions avec les autres, et donc sans l'autre, il n'y aurait pas de conscience de soi.

L'image du corps est personnelle, elle est propre à chacun et dépend de notre histoire. Il ne s'agit donc pas de la réalité du corps mais de la façon dont l'individu voit son corps.
L'image du corps serait constituée du corps réel, du corps imaginaire et du corps symbolique. L'image du corps est subjective et la représentation imaginaire que l'individu se fait de son corps ne correspond pas à la réalité visible de ce corps.
En effet, le corps réel est le corps tel qu'il existe, le corps imaginaire c'est l'image qu'on a de notre corps et cette image est influencée par le monde extérieur, et le corps symbolique c'est la façon dont on se présente aux autres, afin d'harmoniser le corps réel et l'image qu'on s'en fait.

Cette image du corps se façonne avec le regard que l'autre porte sur notre corps et à travers les relations qu'on entretient avec les autres. L'image du corps est donc différente pour chaque individu.

10  BRESSERS S., Philosophie, syllabus de 1ère BSI, Bruxelles: Issig, 2008 – 2009, pg 27.
11  ABSOLONNE M.N. et al., Méthodologie de la recherche, syllabus de 2èmeBSI, Bruxelles: Issig, 2009–2010, pg12.

### 3.1.4    Le langage :

Le langage qu'il soit verbal ou non verbal est aussi un aspect de la pudeur.

La pudeur peut être déclenché par le langage verbal, les paroles: en institutions de soins quand un nouveau patient arrive, nous en tant qu'infirmiers, devons faire une anamnèse c'est à dire faire une récolte des données auprès du patient (et/ou de sa famille), certaines de ces données peuvent être très personnelles et incommoder le patient. Quand on demande à une patiente quand était ses dernières règles ou si un patient a des problèmes d'incontinence, il peut se sentir gêner de répondre à des questions aussi personnelles.

En effet, certaines infirmières utilisent des mots très médicalisés pour décrire les fonctions du corps, avec le risque que le patient ne comprenne pas, et alors que d'autres utilisent le langage courant, avec le risque de choquer le patient. Il est donc difficile de s'adapter à chacun car il n'existe pas de modèle standard.

De même, Virginia Henderson nous rappelle dans son troisième besoin fondamental, "Besoin d' éliminer", que certaines personnes peuvent être gênées de parler d'urines, de selles et des organes excréteurs.

Pour moi le langage non verbale évoque les gestes, les attitudes et le corps. Le corps est intime. C'est pour cela que je vais d'abord définir la notion d'intime.

### 3.2    L'intime :

#### 3.2.1    Définitions :

Dans la définition de la pudeur, je fais apparaître la notion d'intime. La pudeur est liée à l'intime, mais jusqu'à quel point ? De quelles manière ? Sont-ils synonymes ?

Ou plus concrètement qu'est-ce que l'intime?

Etymologiquement[12], le mot "intimité" vient de l'adjectif intime qui vient du latin "intimus", superlatif de "interior" et cela signifie "ce qui est le plus en dedans, le plus intérieur, le fond de."

Le Robert définit l'intime: "*Qui lie étroitement, par ce qu'il y a de plus profond. Qui est tout à fait privé et généralement tenu caché aux autres. La vie intime, celle que les autres ignorent. Qui concerne les parties génitales. Toilette intime".*[13]

Et définit l'intimité: "*Liaison, relations étroites et familières".*[14]

---

12  FORMARIER M. et al., Les concepts en sciences infirmières, ed Mallet Conseil, Lyon, 2009, pg196.

13  ROBERT P, dir., op.cit., pg 930.

14  ROBERT P, dir., op.cit., pg 930.

Je peux donc déjà dire que la pudeur et l'intime ne sont pas synonyme, car les définitions ne sont pas les mêmes. En effet la définition de la pudeur nous parle d'attitude de réserve et de sentiments de honte, tandis que la définition de l'intime nous parle de liaison étroite, de quelque chose qui appartient au domaine du privé.

Par contre je peux dire qu'ils sont liés, car dans la définition de la pudeur il apparaît la notion de sexualité et de nudité, et ces deux notions font parties de la vie intime d'une personne.

Une patiente enceinte de 6 mois arrive aux urgences, à cause de pertes sanguines. Un infirmier va venir lui faire une anamnèse, et pour se faire il va devoir poser des questions à la patiente, des questions sur sa sexualité et sur sa vie intime. Ces questions peuvent rendre la patiente mal à l'aise, mais l'infirmier peut aussi être gêné de poser ce genre de question.
Je dirais donc que l'intimité d'une personne, provoque une attitude pudique ou un sentiment de pudeur, chez lui même, et même chez l'autre.

L'intime est la partie la plus profonde, la plus personnelle d'un individu, c'est pour cela qu'il est difficile pour les personnes de montrer leur intimité à un inconnu, car montrer son intimité s'est se dévoiler, et pour pouvoir se dévoiler il faut avoir confiance en l'autre. En tant que soignant nous devons instaurer une relation de confiance avec le patient, afin de le mettre à l'aise, pour qu'il puisse se dévoiler.

Le corps est intime, mais selon notre représentation et notre éducation, certaines parties du corps sont plus intime que d'autres. Mettre la main sur l'épaule du patient peut être pour lui un geste trop intime et il risque de se sentir mal à l'aise. Pour la plupart des gens c'est la partie sexuée qui est la partie la plus intime du corps.

La toilette intime est un soin d'hygiène où le soignant s'occupe de laver les parties génitales du patient. Les parties génitales ont une connotation sexuelles et peuvent donc provoquer de la pudeur.
Pendant la toilette intime, le soignant rentre donc dans la zone la plus personnelle du patient, une zone qu'on ne montre généralement pas à un étranger et qu'on ne montre que dans la sphère privée. Il est donc essentiel pour le soignant d'instaurer un climat de confiance avec le patient, afin que le patient ne sente pas "agressé".

### 3.2.2    Le corps :

En tant que soignant nous devons toucher le corps du soigné, alors que nous sommes des étrangers pour le patient, nous rentrons dans sa sphère intime et nous touchons son corps, alors qu'il ne nous a pas invités à le faire. De ce fait les soins du corps sont des soins qui touchent à l'intime du patient.

Le corps est personnel, il représente notre identité. La peau est une partie intégrante du corps, c'est son enveloppe extérieure, elle a un rôle protecteur, son teint et ses particularités donnent au corps un aspect unique.

Notre corps représente la personne, c'est par notre corps qu'on nous identifie, que nous nous distinguons des autres et c'est grâce à lui que nous pouvons créer des liens sociaux. Ceux qui ne sont pas à l'aise avec leur corps, qui ne se reconnaissent pas dedans, peuvent le modifier (tatouages, scarifications, transsexualité,...), ces modifications changeront leur relation avec le monde. Chaque modification apportée délibérément au corps est un signe d'identité.

Toucher le corps d'autrui est un acte intime, qui se passe entre des personnes où il existe une interaction. Mais avant de toucher le corps d'autrui il existe une sphère intime. Cette espace intime est le prolongement de notre corps, et est donc de ce fait aussi personnel que le corps. Nous ne pouvons rentrer dans l'espace intime d'autrui sans son accord ou sans lui faire violence.

Les seuls accès au corps d'autrui sont liés à la relation amicale, amoureuse, à la sexualité ou au contexte familial. Un rapprochement entre des personnes a donc une connotation affective.

Lors des soins au corps, le soignant pénètre dans l'espace intime du patient. Pour respecter l'intimité du patient, il faut trouver la juste distance dans la relation d'aide. Dans son roman "Julie ou l'aventure de la juste distance", Pascal Prayez[15] reprend les quatre distances dans les relations humaines décrites par l'anthropologue E.T. Hall:

- **Distance publique, au-delà de 3,60 m :** C'est une distance où il y a peu d'interaction, les personnes sont éloignées les unes des autres et la communication est avant tout verbale.

- **Distance sociale de 3,60 m à 1,20 m :** c'est une distance où les personnes communiquent verbalement à voix haute, l'interaction devient possible, les regards s'accrochent pour ne pas perdre le contact ; la distance de 1,20m correspond à un bras tendu, les personnes ne peuvent donc pas se toucher. Il y a interaction des mots et non des corps (interaction sociale).

- **Distance personnelle de 1,20 m à 45 cm :** les personnes peuvent se toucher l'une l'autre. Les personnes ne tolèrent cette distance que s'il y a un degré minimal de confiance.

- **Distance intime de 45 cm jusqu'au contact physique :** ici il y a une grande interaction entre les personnes, la communication non verbale est prépondérante par rapport à la communication verbale. D'autres canaux sensoriels entrent en jeu, comme la perception olfactive, le contact physique domine la conscience des personnes.

---

15 Prayez P., Julie ou l'aventure de la juste distance, éd Lamarre, Paris, 2005, pg 15 à 17.

Dans les soins au corps, le soignant et le patient pénètrent l'un et l'autre dans la distance intime de chacun.

La distance intime est normalement réservée à l'acte sexuel ou à la lutte, en présence d'un étranger, elle peut être inconvenante ou imposée par certaines situations (par exemple les transports en commun). Les gens réagiront en restant le plus immobile possible et en regardant dans le vide.

En tant que soignant, même si le patient est un étranger, nous ne pouvons pas adopter cette attitude lors des soins.

La difficulté est de trouver la bonne distance lors des soins.
Afin de limiter le sentiment de gêne que provoquerait une distance intime, il faudrait essayer d'avoir à la fois une approche empathique, un regard bienveillant, installer une relation de confiance, et à la fois une approche professionnelle, et d'éviter une trop grande complicité entre le soignant et le patient qui mènerait à l'épuisement du soignant.

C'est pour cela qu'il est important pour le soignant de savoir comment repérer les différentes manifestations de la pudeur, afin qu'il puisse adapter sa technique de soin, sa distance, ses gestes ... au patient.

### 3.3     Relation soignant/ soigné :

#### 3.3.1     Les différentes manifestations de la pudeur :

Quels sont les critères qui me permettent de dire qu'une personne est pudique ou pas ?
Est ce que les manifestations de la pudeur sont elles toujours décelables ?

Selon le site internet Pathol08.com[16], sur lequel on parle de la pudeur dans un couple, j'ai repris les manifestations physiques et physiologiques de la pudeur qu'ils énumèrent:

"
–*rougissement,*
–*accélération du rythme cardiaque et respiratoire,*
–*attitude de fuite: comme baisser le regard ou détourner la tête,*
–*avec une gêne ou un stress associé,*
–*érythème pudique.*
                              "

Nous voyons que les manifestations de la pudeur ne sont pas toujours décelable, en particulier les manifestations physiologiques comme l'accélération du rythme cardiaque. Par contre les manifestations physiques sont plus facilement décelable et sont caractéristiques d'un signe de gêne, comme le fait de baisser les yeux ou les érythèmes pudiques.

---

16  PATHOL08., (consulté le 18/04/11), <u>manifestations de la pudeur</u>, en ligne.
    URL: http://www.pathol08.com/sexe/article.php?sid=1389

C'est souvent le soignant qui est à l'origine de la pudeur chez le patient ; si je dois faire un frottis au niveau du périnée chez un patient, et que j'arrive dans sa chambre sans rien lui dire, que j'enlève sa couverture et que je baisse son pantalon. Le patient se sentira agressé, il aura sûrement une attitude de réserve, de fuite, il ne comprendra pas, il ne se laissera pas faire et il essayera de cacher son corps.

Donc nous voyons que le patient peut réagir de plusieurs manières différentes lorsque le soignant ne respecte pas sa pudeur. Il peut réagir de façon agressive, en tapant et en criant, ou de manière moins agressive, en développant d'autres mécanismes de défenses comme essayer de cacher son corps, il se peut aussi que le patient ne soit plus capable de réagir.

Les soins au corps induisent de la pudeur chez le patient, mais lorsque le soignant remarque ses manifestations de pudeur a t-il les connaissances voulues pour agir en fonction de ces manifestations ? A t-il reçu une formation adéquate pour gérer la pudeur du patient ?

### 3.3.2    Expérience/ formation :

Le travail infirmier est mal connu du grand public, les gens de la rue s'imaginent qu'être infirmier ce n'est que faire des piqûres et des pansements mais ils ne pensent pas à toute la dimension psychologique qu'implique les soins au corps.
En effet, dans les séries télévisées nous voyons souvent des infirmiers charismatiques qui placent des cathéters en situation d'urgence, qui font des actes techniques impressionnants ou qui prennent des décisions qui vont changer la vie du patient. Mais dans la réalité, au début de son apprentissage, le jeune étudiant infirmier n' a le droit de faire que des toilettes.

Les élèves infirmiers ne savent donc pas toujours à quoi s'attendre lorsque qu'ils commencent leur formation, mais, dès leur premier stage, ils seront confrontés à la réalité du travail infirmier, ce qui peut être choquant.
Certains infirmiers ont été choqués par ce qu'ils devaient connaître en tant que stagiaires. On leur enseigne plusieurs techniques de soins, mais on ne leur apprend pas à gérer les conséquences de ces techniques ni à les gérer socialement.

Les témoignages récoltés par Jocalyn Lawler dans la revue n°11 Perspective Soignante "Apprendre à donner des soins au corps", montrent à quel point il est difficile de donner pour la première fois des soins intimes au corps.
Elle nous parle des occidentaux et plus particulièrement de ceux qui ont des origines britanniques. Culture où le toucher est tabou: *"certaines parties du corps sont plus accessibles (au sens social) au toucher que d' autres".*[17]
Les élèves infirmiers doivent donc dépasser leur culture afin de s'adapter à une "sous-culture professionnelle"qui leur apprend à manipuler le corps des patients.

---

17   LAWLER J., Apprendre à donner des soins au corps, in perspective soignante, 2001, n°11, pg 38.

Les interviews faites par Jocalyn Lawler montrent que les élèves infirmiers ne sont pas préparés à transgresser les normes sociales par rapport au corps.

Elle a surtout obtenu des témoignages d'infirmières ayant des patients masculins.

Ce qui leur pose problème lors de leur première toilette, c'est de devoir toucher les parties génitales de l'homme, elles se sentent gênées, intimidées ; pour certaines, c'était la première fois qu'elles voyaient un homme nu.

Et cette expérience reste marquée dans leur mémoire. En effet, dans ces sociétés (britanniques), toucher les organes génitaux est réservé aux contextes sexuels. Elles n'apprennent à gérer ce sentiment de gêne qu'avec l'expérience. Cependant, après avoir fait la toilette, elles se sentent plus à l'aise pour effectuer d'autres soins au corps.

Ici c'est donc la nudité du patient qui rend mal à l'aise le soignant.

Mais comment apprendre à l'étudiant à franchir les limites de l'intimité du patient ? Les limites de la pudeur du patient et du soignant sont variables et personnelles à chaque individu : *"c'est un savoir qui ne s'apprend pas dans les livres. Ce savoir-là se construit dans la communication personnelle avec les patients et par une élaboration, une parole qui relate ces expériences".*[18]

On peut aussi se demander s'il existe un lien entre la formation des infirmiers et leur expérience future : *"La ou les manière(s) dont les infirmières ont appris (de façon formelle) les différentes techniques de soins corporels, ainsi que le contexte particulier dans lequel elles fonctionnent, influencent leur expérience individuelle,".*[19]

Au fur et à mesure de leur expérience, les soignants changent et adaptent leurs émotions aux situations embarrassantes.

Certains utilisent la rapidité pour gérer les situations qui les mettent mal à l'aise, d'autres apprennent à contrôler leurs émotions lors des soins qu'ils procurent aux patients, avec un certain détachement émotionnel, qui leur permet de se concentrer sur les techniques et de faire abstraction des conventions sociales qu'ils transgressent, comme toucher un corps nu.

Les actes techniques que les infirmiers pratiquent quotidiennement peuvent les amener à négliger le patient dans sa représentation.

Mais il est difficile de s'investir et de se sentir concerné par les problèmes d'un patient si on refoule ses sentiments, c'est pour cela que Jocalyn Lawler nous parle d'une approche somologique[20] : *"l' infirmière « travaille pour » le corps tout en reconnaissant la personne".*[21]

Une de mes questions de départ était : qu'est ce qui pousse le soignant à ne pas respecter la pudeur du patient?

Maintenant je peux donc dire que le soignant est influencé par la pudeur du soigné, et qu'il s'adapte pour se protéger lui même. Mais selon moi il n' y a pas que çà, il y a aussi l'organisation de l'institution qui "oblige" à faire autant de toilette en autant de temps, le soignant voulant faire son travail dans le temps, ne va pas forcément être à l'écoute du patient.

---

18  CASIMIR DUNCAN., op.cit., pg14.
19  LAWLER J., op.cit., pg 45.
20  Concept crée par Jocalyn Lawler pour désigner une pratique de soins qui « intègre comme un tout le corps objet et le corps vécu ».
21  LAWLER J., op.cit., pg 48.

La manière dont sont enseignées les techniques de soins ne représente pas réellement la pratique sur le terrain, néanmoins il serait très difficile d'enseigner aux débutants le savoir accumulé par les professionnels au cours de leur pratique.

De plus il serait difficile d'améliorer la formation en soins infirmiers à propos des soins au corps, car elle est déjà composée de théorie et de pratique sur les lieux de stages, il y a une alternance entre les deux dans laquelle on intègre des espaces de parole afin de se poser des questions sur les soins. Il y a donc une réflexion afin d'adapter la théorie à la pratique.

Les techniques de soins sont enseignées de manière à ce qu'on respecte implicitement la pudeur du patient et donc de lui éviter une gêne potentielle. Lors de la toilette par exemple, on apprend à mettre une couverture de soins sur le patient, afin de ne pas découvrir le corps du patient mais aussi pour ne pas l'exposer au regard d'autrui. Cela constitue une certaine forme du respect de la pudeur.

## 4 **PUDEUR ET DEMARCHE EN SOINS INFIRMIERS :**

La démarche en soins infirmiers est constituée de cinq étapes, le recueil de données, analyse et interprétation, planification, exécution et évaluation qui sont réparties en deux parties, le jugement diagnostique et le jugement thérapeutique.

Ici j'ai décidé de me baser uniquement sur la première partie de la démarche en soins infirmiers qui est le jugement diagnostique.

J'ai choisi de prendre la démarche en soins infirmiers comme outil professionnel, car c'est un des outils principaux dans les soins infirmiers. De plus cet outil est utilisé quotidiennement lors des soins au corps.

### 4.1     Recueil de données :

Le recueil de données ou collecte des données est la première étape de la démarche en soins infirmier. Elle consiste à récolter des informations sur le patient auprès de lui-même et/ ou auprès de son entourage. Cette récolte de données se fait dès l'admission du patient, et elle sert à avoir un "profil" du patient, afin d'adapter nos soins infirmiers à ses problèmes et à ses besoins.

Il y a une ré-actualisation quotidienne de ses données, afin d'adapter nos soins en fonction de l'évolution du patient. L'anamnèse est donc essentielle, c'est le point de départ, de référence qui servira à apprécier l'évolution du patient.

Lorsqu'un patient arrive en institution de soins, un soignant vient auprès de lui pour faire son anamnèse. Le soignant pose des questions concernant la vie quotidienne, le passé médical et sur l'état de santé du patient.

Chaque jour le soignant ré-actualise les données infirmières, afin de compléter le dossier infirmier du patient et de suivre son évolution.
Pour cela il doit lui poser des questions et l'interroger sur l'évolution de son état de santé, certaines de ces questions peuvent être gênantes pour le patients, comme par exemple lui demander s'il a été à selles aujourd'hui.

Généralement la prise des paramètres de l'après midi se fait pendant les visites, et il est donc encore plus gênant pour le patient de devoir répondre à des questions intimes devant ses proches. Le patient peut omettre de donner des informations sur son état de santé, en présence de ses proches.

En tant que soignant il est difficile de mettre les proches dehors juste pour prendre les paramètres et poser quelques questions au patient.

C'est pour çà que le soignant doit adapter ses soins au patient, il est inutile de prendre systématiquement la tension artérielle chez les patients chez qui il n' y a pas d'indication, et le soignant peut de toute façon repasser plus tard pour prendre les données qui lui manque, s'il n' y a pas d'urgences.
Les patients en chambre commune peuvent aussi être gênés de divulguer des informations personnelles et intimes devant leurs voisins de chambre.
Il n'est pas rare de voir un patient commenter les résultats de la prise des paramètres de son voisin de chambre.

Les chambres communes ne respecte donc pas la pudeur des patients, mais néanmoins elles permettent aux patients de garder une certaine socialisation.

Il est donc important de mettre les paravents lorsqu'on fait des soins dans une chambre commune et de ne pas crier à son collègues les résultats obtenu lors de la prise des paramètres.

Le soignant peut profiter de la toilette pour récolter des informations sur le patient en l'observant et en discutant avec lui. Si le patient est en confiance, il se dévoilera plus facilement.


### 4.2     Analyse et interprétation :

"Analyse et interprétation" est la deuxième étape de la démarche en soins infirmiers, et c'est aussi la dernière étape du jugement diagnostique.

Après avoir récolté les données nous allons faire une analyse, c'est à dire un classement de ses données. L'interprétation consiste a faire des liens entre les différentes informations, et de justifier ses liens à l'aide d'outils professionnel, de connaissances scientifique et de notre expérience.
L'étape d'analyse et interprétation est donc une étape de réflexion qui consiste à traiter des données en faisant des liens entres elles pour leurs donner du sens.
Suite à cela, l'infirmier identifiera deux problèmes:
- problèmes infirmiers dans le rôle propre
- problèmes infirmiers dans le rôle de collaboration

La notion de pudeur n'est pas un besoin fondamental, on l'a ou ne l'a pas, c'est pour cela qu'il n'y a pas de diagnostic infirmier spécifique à la pudeur dans la classification NANDA. Cependant, la pudeur peut être une source de difficulté sur laquelle on peut agir, ou être une manifestation de dépendance, lors de l'élaboration d'un diagnostic infirmier.

Les besoins perturbées par la pudeur, se situent à plusieurs niveaux :

–BF3 besoin d'éliminer
–BF6 besoin de se vêtir et de se dévêtir
–BF8 besoin d'être propre, soigné et de protéger ses téguments
–BF9 besoin d'éviter les dangers
–BF12 besoin de s'occuper en vue de se réaliser

### 4.2.1    BF3 besoin d'éliminer :

Parler de ses selles et de ses urines est gênant pour les patients, et certains patients préfèrent même rester dans leur selles et dans leur urine plutôt que d'appeler un soignant pour les changer, de peur qu'il les juge ou qu'il se fâche.

Il est donc important de réconforter le patient et de lui rappeler qu'aller à selles et uriner sont des besoins naturels, et que ce n'est rien d'autre que l'organisme qui se débarrasse des substances inutiles.

### 4.2.2    BF6 besoin de se vêtir et de se dévêtir :

Le besoin de se vêtir est une nécessité pour le patient, les vêtements lui permet de cacher son corps et son intimité du regard des autres, mais le vêtement est aussi un signe d'appartenance à un groupe, à une idéologie ou à une classe sociale.

En institution de soins, beaucoup de patients portent une blouse d'hôpital alors qu'ils ont leurs propres vêtements dans leur armoire. Mettre une blouse à un patient qui n'en a pas besoin c'est en quelque sorte l'empêcher de s'exprimer, c'est le rendre identique aux autres patients. Sans ses vêtements personnels le patient perd une partie de son identité et il risque de se sentir comme un numéro.

### 4.2.3    BF8 besoin d'être propre, soigné et de protéger ses téguments :

La toilette est un soin du corps qui constitue une grande partie du travail infirmier. Elle peut être faite de manière totale ou partielle et doit respecter le degré d'autonomie du patient, afin que celui ci garde son indépendance.
La toilette est un soin d'hygiène quotidien nécessaire pour le patient, afin de garder son corps propre, de soigné et de protéger ses téguments. Elle lui permet d'avoir une apparence soigné et de maintenir sa peau saine, et cela est indispensable pour que la peau puisse jouer son rôle de protection.

Les soins d'hygiènes permettent d'instaurer une relation privilégiée, une relation de confiance et de recueillir de informations sur l'état du patient, afin d'adapter nos soins à ses besoins.

Les soins d'hygiènes sont des soins intimes, comme nous l'avons vu plus haut, il est donc essentiel de respecter la pudeur du patient, en cachant son corps du regard des autres et en évitant de rentrer brusquement dans son intimité.
Pour cela, lors des soins d'hygiènes, le soignant doit fermer la porte de la chambre, mettre les paravents, mettre la présence, couvrir le patient avec une couverture de soins, mettre le patient en confiance, lui proposer de réaliser lui même sa toilette intime s'il en est capable, ...

### 4.2.4    BF9 besoin d'éviter les dangers :

Les patients ont besoin de se sentir en sécurité et en confiance avec le personnel soignant pour pouvoir dévoiler leur corps et se laisser faire lors des soins.

J'ai observé un situation, lors d'un job étudiant, dans une maison de repos et de soins ; nous étions quatre soignants dans une chambre à quatre lits, à faire chacun une toilette complète au lit à un patient.
Mais dans cette chambre il n' y avait pas de paravent et les soignants ne couvraient pas les patients, ce qui faisait que chaque personne dans cette chambre pouvait voir chacun des patients nu lors de ses soins d'hygiène.
Une des quatre patientes : Mme B criait et frappait la soignante qui s'occupait d'elle. Elle tenait fermement sa couverture pour qu'on ne la découvre pas d'un coup sec et qu'on ne la laisse pas à nu, mais rien n'y a fait.

Dans cette situation nous voyons donc que la soignante n'a pas pris le temps d'expliquer à Mme B ce qu'elle allait faire, ce qui a eu comme conséquence son braquement, son refus de dévoiler son corps et le refus de se laisser toucher par la soignante.

La plupart des soignants agissaient de la même manière c'est à dire avec rapidité et en n'expliquant pas ce qu'ils allaient faire aux patients. Mme B se sentait agressée lors de chaque soin au corps. Il était donc difficile pour elle de se sentir en sécurité dans ce milieu.

### 4.2.5    BF12 besoin de s'occuper en vue de se réaliser :

Le patient a besoin d'avoir de l'estime pour lui même, il a besoin d'être gratifier pour pouvoir s'épanouir, et pour cela il a besoin de faire des activités qui lui plaisent.
Mais l'estime de soi passe aussi par le regard des autres, c'est pour cela que le soignant ne doit pas regarder le patient avec indifférence comme si c'était un objet de soins, mais le regarder avec empathie, et le considérer comme une personne à part entière.

### 4.2.6    Diagnostics infirmiers :

Suite à ces données on peut énumérer de manière non exhaustive quelques diagnostics infirmiers, dans lesquels pourrait apparaître des signes de pudeur dans les sources de difficultés ou dans les manifestations de dépendance.

- Inadaptation à un changement de milieu lié au fait qu'il ne se sent pas à l'aise dans l'hôpital, se manifestant par de la méfiance lors des soins d'hygiène.

- Estime de soi perturbée lié à des remarques désobligeantes faites sur son corps, se manifestant par des expressions de sentiments de honte.

- Incontinence urinaire fonctionnelle lié au fait que la patiente n'ose pas appeler les soignants lorsqu'elle ressent le besoin d'uriner, se manifestant par des fuites d'urines.

- Image corporelle perturbée lié à la présence d'une cicatrice au niveau du ventre, se manifestant par le refus de regarder son ventre.

- Peur lié à un manque de connaissance sur le milieu hospitalier, se manifestant par de l'agressivité lors des soins d'hygiènes.

## 5 **CONCLUSION :**

Au départ de mon travail, je voulais traiter du respect de la pudeur ou du non respect de la pudeur, car c'est une problématique à laquelle je risque d'être confronté régulièrement dans ma future fonction.
Mais ce sujet étant très vaste, je n'ai volontairement pas abordé ou développé différentes notions, comme par exemple l'influence de la religion sur la pudeur.

Et j'ai aussi voulu parler de la pudeur, en institution de soin, afin de mettre dans un même contexte les centres hospitaliers, les maisons de repos et de soins, et d'exclure les soins à domicile.

Au fil de mes recherches et de mes lectures, je me suis posé différentes questions: Que soulève la problématique d'un non respect de la pudeur du patient lors des soins au corps ? Qu'est-ce qui pousse le soignant à négliger la pudeur des patients ? Qu'en est-il de la formation des soignants ? quelles sont les différentes dimensions de la pudeur ? ...
Tout au long de mon travail, j'ai tenté de répondre à ces questions.
Et suite à cela, j' ai pu spécifié mon travail de fin d'études, en parlant de la pudeur lors des soins au corps. J'ai surtout parlé de la toilette car selon moi, c'est le soin au corps que l'on retrouve le plus souvent en institution de soins, mais également un de ceux qui touchent le plus à l'intime au quotidien.

Grâce à ce travail, j'ai pu avoir un nouveau regard sur les soins qu'on peut donner à un patient. Les gens sont complexes et tous différents, les réactions de chacun face aux soins au corps seront différentes d'un individu à l'autre, il faut donc s'adapter à chacun, mais aussi à la situation.

À la fin de ce travail, je me sens plus apte à prendre en charge un patient de manière efficace tout en respectant sa pudeur. Je dois prendre le patient dans sa globalité et tenir compte de ses réactions lors des soins au corps, et en fonction de ses réactions je devrai réajuster ma façon de travailler.

# BIBLIOGRAPHIE

## 1) **Monographies :**

CARPENITO L.J., Manuel de diagnostics infirmiers, 9èm ed, Masson, Paris, 2003, 800 pg.

DELOMEL M.A., La toilette dévoilée,  ed Seli Arslan, Paris, 1999, 220pg.

FORMARIER M. et al., Les concepts en sciences infirmières, ed Mallet Conseil, Lyon, 2009, 291pg.

LAWLER J., La face cachée des soins, ed Seli Arslan, Paris, 2002, 288pg.

PRAYEZ P., Julie ou l'aventure de la juste distance, ed Lamarre, Paris, 2005, 235pg.

RAJABLAT M., Voyage au coeur du soin: la toilette, ed Masson, collection Souffrance psychique et soins, Paris, 1999, 107pg.

REZETTE S., Psychologie clinique en soins infirmiers, ed Masson, Paris, 2008, 175pg.

### **Dictionnaires :**

ROBERT P, dir., Le Robert: dictionnaire pratique de la langue française, ed France Loisirs, Paris, 2002, 1891pg.

s.a., Le Larousse de poche: les mots de la langue et les noms propres, ed Larousse, Paris, 2001, 974pg.

## 2) **Revues ou périodiques :**

CASIMIR DUNCAN M., Formation à la pudeur, in Objectif soins, 2004, n°123, pg 13 à 15.

DELOMEL M.A., De la pudeur à l'apudeur dans la relation de soins d'hygiène, in Perspective soignante, 1999, n°5, pg 14 à 38.

LAWLER J., Apprendre à donner des soins au corps, in Perspective soignante, 2001, n°11, pg 38 à 63.

LE BRETON D., Le corps et le toucher en soins infirmiers, in <u>Soins</u>, 2011, n°756,  pg 34 à 37.

OLLIVIER L., Du respect de l'intimité..., in <u>Soins</u>, 2002, n°668, pg 45 - 46.

TRABACCHI G., Corps et intimité dans la relation de soin, in <u>Soins</u>, 2005, n°701,  pg 10 - 11.

WARNET S., La toilette du patient, in <u>Revue de l'infirmière</u>, 2006, n°117, pg 30 – 31.

### 3) **Travaux inédits : mémoires, cours :**

ABSOLONNE M.N., <u>Anthropologie</u>, syllabus de 1ère BSI, Bruxelles: Issig, 2008 – 2009, 77pg.

ABSOLONNE M.N. et al., <u>Méthodologie de la recherche</u>, syllabus de 2ème BSI, Bruxelles: Issig, 2009 – 2010, 120pg.

BRESSERS S., <u>Philosophie</u>, syllabus de 1ère BSI, Bruxelles: Issig, 2008 – 2009, 68pg.

TICHON M.J. et al, <u>Théorie et concepts "portefeuille de lecture"</u>, syllabus de 1ère BSI, Bruxelles: Issig, 2008 – 2009, 57pg.

TICHON M.J. et al, <u>Théorie et concepts "rôle propre"</u>, syllabus de 1ère BSI, Bruxelles: Issig,  2008 – 2009, 115pg.

### 4) **Sources orales : entretiens :**

Entretien avec "ANONYME", sans titre, infirmière breveté en maison de repos et de soins, réalisé le 14/12/2010.

## 5) **Sites internet :**


CUDICIO C., (consulté le 10/08/11), La pudeur et l'intimité, en ligne.
URL: http://www.sexologie-magazine.com/dossierDuMois/Pudeur/
    4LaPudeurEtLintime.html

PATHOL08., (consulté le 18/04/11), manifestations de la pudeur, en ligne.
URL: http://www.pathol08.com/sexe/article.php?sid=1389

PATHOL08., (consulté le 18/04/11), relation entre pudeur et image corporelle, en ligne.
URL: http://www.pathol08.com/sexe/article.php?sid=1387

# Table des matières :

Abstract :

Ce travail est donc une réflexion sur la notion de pudeur lors des soins au corps.

En tant que soignant, nous avons tous déjà été confronté un jour, à un non respect de la pudeur du patient par un soignant.

Mais la question que je me suis posé c'est pourquoi il y avait ce manque de respect ? Au long de mon travail j'ai donc pu voir qu'il y avait plusieurs facteurs qui poussent le soignant à ne pas respecter la pudeur du patient, comme la propre gêne du soignant, ou l'organisation du travail de l'institution de soins.

J'ai aussi essayer de voir quels étaient les différents aspects de la pudeur : de manière non exhaustive j'en ai trouvé quelques unes comme le langage, le corps, l'intime, le concept de soi,...